OPOTHÉRAPIE SURRÉNALE

CHEZ

UN ADDISONIEN A LA DERNIÈRE PÉRIODE

PAR

A. MOSSÉ   SARDA

PROFESSEUR DE CLINIQUE   CHEF DE CLINIQUE

A L'UNIVERSITÉ DE TOULOUSE

TOULOUSE

IMPRIMERIE ET LIBRAIRIE ÉDOUARD PRIVAT

Librairie de l'Université

14, RUE DES ARTS (SQUARE DU MUSÉE)

—

1902

OPOTHÉRAPIE SURRÉNALE

CHEZ

UN ADDISONIEN A LA DERNIÈRE PÉRIODE

PAR

A. MOSSÉ | SARDA
PROFESSEUR DE CLINIQUE | CHEF DE CLINIQUE
A L'UNIVERSITÉ DE TOULOUSE

TOULOUSE

IMPRIMERIE ET LIBRAIRIE ÉDOUARD PRIVAT
Librairie de l'Université
14, RUE DES ARTS (SQUARE DU MUSÉE)

1902

OPOTHÉRAPIE SURRÉNALE

DANS

UN CAS DE MALADIE D'ADDISON A LA DERNIÈRE PÉRIODE

AMÉLIORATION TEMPORAIRE

Nous avons eu l'occasion d'observer tout récemment à la Clinique de l'Hôtel-Dieu, un malheureux patient qui, après avoir présenté depuis plusieurs années diverses manifestations pathologiques, indices probables d'une tuberculose lente, sourde ayant évolué en plusieurs étapes, s'en vint échouer dans nos salles à la dernière période de la maladie d'Addison. Le syndrome addisonien, dans ces circonstances, amenait à penser que les troubles actuels et la déchéance organique résultaient très vraisemblablement de l'envahissement des capsules surrénales par la tuberculose. On sait, en effet, que dans la très grande majorité des cas les lésions capsulaires constatées à l'autopsie des sujets atteints de la maladie bronzée sont des lésions tuberculeuses.

Les recherches expérimentales d'Abelous et Langlois rapprochées des quelques améliorations obtenues chez les addisoniens par l'opothérapie surrénale, en particulier le beau succès de Béclère, nous ont incités à employer cette méthode pour combattre au moins l'asthénie profonde considérée d'un avis général comme un effet de l'insuffisance fonctionnelle des capsules. Inutile d'ajouter que d'avance nous étions prêts à garder la

— 4 —

sévère prudence rigoureusement imposée dans la mise en œuvre de cette médication. L'un de nous a déjà insisté sur ce point dans un travail antérieur[1].

L'amélioration consécutive, quoique temporaire, fut réelle, partant fort appréciable dans une affection contre laquelle la thérapeutique usuelle est à peu près désarmée. L'attention qui s'attache aux observations de ce genre encore peu nombreuses, parfois contradictoires, nous ont engagé à faire connaître la relation de l'essai d'opothérapie surrénale tenté chez notre malade.

OBSERVATION. — D... (Jean-Marie), cinquante ans, sans profession, entré le 20 février 1902 à l'Hôtel-Dieu, salle Saint-André, nº 13.

Antécédents héréditaires. — Père en bonne santé. Mère morte jeune, de maladie inconnue.

Antécédents personnels. — Rougeole dans le jeune âge. Syphilis à vingt-cinq ans. Parfois habitudes d'intempérance.

À trente ans une arthrite, probablement bacillaire, de l'articulation tibio-tarsienne gauche nécessite l'amputation de la jambe au 1/3 inférieur. Quelque temps après, point de côté gauche qui semble avoir été provoqué par une pleurésie sèche.

La maladie actuelle aurait débuté, il y a dix ans environ (en 1892), par des troubles gastriques, une constipation opiniâtre, un malaise indéfinissable, une asthénie générale qui se sont progressivement accentués. D..., attribuant son état de souffrance à sa profession sédentaire l'abandonne pour en prendre une autre qui exige un peu plus d'exercice musculaire. Une amélioration se produit. Le malade ayant voulu reprendre son ancien métier, l'amélioration cesse. Les troubles digestifs, la constipation reparaissent, des vomissements alimentaires commencent à se montrer; ceux-ci se produisent d'ordinaire le soir vers onze heures. Pas de vomissements pituiteux. Appétit à peu près conservé.

Cet état qui s'accompagne d'une grande fatigue persiste toute une année. Le sentiment de lassitude générale, d'apathie se prononce de plus en plus au point que, tout travail définitivement abandonné depuis trois ans (1888), D... en est réduit à mendier pour vivre.

Depuis cette époque, aux symptômes précédents sont venues se joindre des douleurs ordinairement légères, sans caractère déterminé apparaissant en des points variables (jambes, abdomen, tête). Pas de douleurs fixes le long du rachis, ni dans la région lombaire.

L'année dernière, un de ses camarades a fait remarquer à D... que son teint avait bruni de façon notable.

Quelques mois plus tard l'amaigrissement, la fatigue, les vomisse-

1. Mossé, *État actuel de l'opothérapie* (Congrès de Montpellier, 1898), chap. III, pp. 19 et 31.

ments et la constipation deviennent encore plus marqués. D... se décide alors à se présenter à l'hôpital. Il entre dans le service de M. Rispal. La maladie ayant singulièrement aigri son caractère, D... se prête difficilement à un examen attentif, refuse tout traitement et quitte l'Hôtel-Dieu sans avoir consenti à se laisser soigner. Peu de temps après, il est obligé de solliciter de nouveau son admission. Il est reçu alors dans notre service.

État actuel. — *21 février.* — Émaciation profonde, joues creuses, yeux enfoncés dans l'orbite, regard atone. Température, hier soir, quelques heures après l'entrée, 37°4; ce matin 38°3. Température soir, 37°7. Malade relativement propre, malgré sa profession pas de traces de phtiriase. Cheveux et poils complètement noirs, barbe grisonnante.

Quoique D... dise avoir bruni depuis un certain temps, le teint bronzé de la peau n'offre pas encore une nuance très foncée. Il en est du moins ainsi pour le visage, le cou, les bras, le tronc, les jambes qui présentent une pigmentation générale plus accentuée que d'ordinaire, sans mélanodermie caractérisée. Mais la peau des mains, celle des parties génitales et les muqueuses portent de façon évidente, la signature de la maladie.

La peau de la verge et du scrotum tranche par sa couleur ardoisée sur la teinte brune des parties voisines, laisse apercevoir plusieurs taches noires variant de la dimension d'une tête d'épingle à celle d'une grosse lentille.

Le dos des mains semble recouvert de hâle; la paume montre à côté de taches brunes, des parties très claires, presque décolorées. Les muqueuses des lèvres, des gencives, de la voûte du palais offrent par places une teinte fauve et sont tachetées de petites plaques brunes.

Langue sèche, fendillée, épaissie.

L'habitus extérieur est celui d'un homme fatigué, exténué, dans un état de dépression profonde. D... reste tout le jour au lit, dans une demi-somnolence, à peu près immobile dans le décubitus dorsal; il appréhende le moindre effort, arrive avec peine à s'asseoir sur son séant quand on insiste et aussitôt retombe à bout de forces. Il répond avec ennui, fatigue, articule mal les mots; on dirait qu'il cherche à éviter l'effort nécessaire pour mouvoir les mâchoires. Manger lui cause une gêne pénible; d'ailleurs, anorexie complète. Il refuse tout d'abord la nourriture et on est obligé d'insister pour l'amener à prendre du lait.

Quelques nausées mais pas de vomissements, pas de douleur pendant la digestion. Constipation opiniâtre. Ventre rétracté en bateau, indolore à la palpation.

Le *foie* n'est pas volumineux.

La *rate* paraît augmentée, sans qu'on puisse exactement délimiter ses dimensions.

Thorax profondément décharné; forte saillie de la clavicule et des omoplates, pas de déviation de la colonne ni de saillies des apophyses épineuses. La pression exercée le long de la gouttière vertébrale ne provoque pas de douleur.

L'appareil pulmonaire suspect à première vue, ne révèle cependant aucun signe de tuberculose à l'auscultation ni à la percussion. A noter cependant la diminution de la sonorité et la perte d'élasticité de la région sus et sous-épineuse gauche. Le retentissement de la voix est aussi un peu plus marqué dans cette région. Pas de toux, pas d'expectoration.

Cœur. — Impulsion très faible; pas d'arythmie; ni souffle, ni bruit de galop.

Pouls petit, faible, ondulant, difficile à compter.

Artério-sclérose peu prononcée.

Organes génito-urinaires. — Rien de spécial à noter : urines rares, sans albumine ni sucre; dépôt abondant d'urates.

Système nerveux. — En dehors de l'asthénie générale et de la dépression profonde, symptômes prédominants chez le malade, l'examen du système nerveux ne révèle qu'une diminution notable des réflexes tendineux et la disparition du réflexe cutané abdominal.

Bourdonnements d'oreilles dus probablement à l'état d'anémie et ne paraissant pas dépendre d'une lésion de l'appareil auditif.

L'examen du sang ne permet pas de constater la présence de pigments anormaux.

La numération des globules révèle une anémie globulaire très marquée et une légère hyperleucocytose.

Hématies........................... 3,780,000
Leucocytes......................... 8,640

Pas de pigment noir.
Proportion des globules blancs % :

Polynucléaires...................... 68,6 %
Eosinophiles........................ 1,5 —
Grands mononucléaires............... 11,9 —
Lymphocytes......................... 17,7 —

Traitement. — Pendant la première semaine (21-27 février) le traitement exclusivement tonique et symptomatique vise surtout à soutenir, à relever si possible l'état des forces : Potion de Todd avec extrait mou de quinquina, 3 grammes; Jus de viande; quatre jaunes d'œuf. Premier degré, Bordeaux; Lait. C'est d'ailleurs avec la plus grande peine que l'on arrive à faire prendre quelque chose au patient absolument dépourvu d'appétit et qui manifeste parfois une vraie répugnance pour la nourriture.

21-27 février. — Pendant ce premier septénaire, l'état reste à peu près stationnaire avec tendance à l'abandon de soi-même, aggravation de l'asthénie. La température légèrement élevée le premier jour revient au voisinage de la normale; le pouls diminue de fréquence, 108 le 25 février; 100, le 26 au moment de la visite. Pas de modification appréciable de l'état des organes.

La faiblesse du malade ne permettant pas de mesurer à l'ergographe la résistance qu'il peut encore offrir à la fatigue, nous cherchons à nous rendre compte de ce symptôme en notant la force de son énergie musculaire au dynamomètre serré aussi fort que possible plusieurs fois de suite tantôt dans la main droite, tantôt dans la main gauche. Cette épreuve, renouvelée pendant plusieurs jours, donne comme moyenne les résultats suivants :

Main droite, 24, 26, 25 ;
Main gauche, 28, 27, 28.

27 février. — Même régime général ; en plus, *1 gramme de capsules surrénales de cheval fraîches*, soigneusement recueillies le jour même à l'abattoir. Le malade ayant refusé les cachets contenant cette dose à prendre en deux fois, par parties égales, *on fait infuser la substance dans une petite quantité d'eau que l'on ajoute, par moitié, au potage, matin et soir;* elle est ainsi parfaitement acceptée.

28 février. — Au moment de la visite, on constate un sentiment de mieux être général qui a commencé hier dans la journée. Le regard est moins atone, la prostration moins profonde. D... s'assied plus facilement sur son lit et reste assis quelques minutes sans fatigue. Appétit légèrement revenu ou mieux inappétence moindre. L'énergie musculaire semble plus prononcée que les jours précédents quand on demande à D... de serrer la main qu'on lui présente. L'essai au dynamomètre traduit cette amélioration par les chiffres suivants qui indiquent un sensible progrès :

Main droite, 29, 33, 31.
Main gauche, 32, 34, 31.

Malgré l'effort qu'il vient de fournir, D... ne s'affaisse pas immédiatement sur son oreiller, à bout de forces comme il nous avait accoutumés à le voir faire jusqu'ici.

Le pouls diminue de fréquence mais reste encore instable : il s'élève à 108 après l'épreuve au dynamomètre, D... restant assis sur le lit tandis qu'il était seulement à 84-90 avant cette épreuve et pendant la position allongée. Température matin, 36°6; temp. soir, 37° ; pouls, 88. — Même traitement.

1er mars. — De vives douleurs dans les mâchoires ont empêché le sommeil pendant la nuit dernière. Le malade est très fatigué au moment de la visite quoique le pouls ait continué à baisser, — ce matin 80 pulsations — et que la température ne dépasse pas 37°1. Par précaution, la dose des capsules surrénales est réduite à 0gr50 dans la journée. Temp. soir, 37°2.

2 mars. — L'état est redevenu aujourd'hui aussi satisfaisant qu'il était avant-hier; la pulsation radiale est plus ample. Temp. matin, 36°8; pouls, 82; temp. soir, 37°8. On interrompt pour vingt-quatre heures l'opothérapie surrénale.

3 mars. — Temp. matin, 36°5; pouls, 84; temp. soir, 36°8.

La médication organique est reprise : 1 gramme de capsules surrénales de bœuf[1] à prendre en infusion, comme précédemment en deux fois dans la journée. Cette dose est maintenue sous cette forme régulièrement jusqu'au 13 mars, c'est-à-dire pendant onze jours consécutifs.

4 mars. — Le *cœur* continue à avoir plus de force, les mouvements du cœur sont mieux frappés. Le pouls est plus fort, moins rapide. Temp. matin, 36°5; pouls, 82; temp. soir, 37°3.

L'énergie musculaire est conservée ou augmentée; le dynamomètre aujourd'hui donne les résultats suivants, qui indiquent un nouveau progrès :

Main droite, 33, 29, 33, 32;
Main gauche, 35, 36, 35.

5 mars. — L'amélioration persiste; elle est assez sensible pour permettre de prendre un tracé à l'ergographe de Mosso. D... reste assis devant la table pendant un quart d'heure sans éprouver la lassitude qui, avant la tentative d'opothérapie, se manifestait à peine il s'asseyait sur le lit. Le tracé ergographique recueilli ne fournit pas cependant de renseignements suffisants, le malade n'étant pas arrivé dans ce premier essai, à manœuvrer méthodiquement l'appareil Le dynamomètre donne :

Main droite, 32, 31, 29, 29;
Main gauche, 30, 30.

Même apyrexie. Temp. matin, 36°4; pouls, 82; temp. soir, 37°3.

Actuellement, la tension artérielle, peu considérable encore, serait sensiblement augmentée; mais d'après le tracé sphygmographique du pouls radial l'effet principal paraît être le ralentissement des battements avec renforcement de la systole cardiaque. Au début, le pouls était trop misérable pour laisser prendre un tracé suffisant, maintenant plus fort, il a fourni le tracé joint à l'observation. La ligne d'ascension est brusque, verticale, élevée, suivie d'un petit crochet analogue à celui qu'on observe sur les tracés du pouls de l'insuffisance aortique. La ligne de descente est allongée, ondulée, offre les caractères du polycrotisme.

Du 6 au 11 mars. — État stationnaire avec quelques alternatives de mieux être ou de moins bien; la température oscille entre 36°5 et 37°5; le pouls reste au voisinage de 80 (78-88).

Le 11, D... se sent plus d'appétit, plus d'entrain, projette de se lever dans la journée.

---

1. Nous avions d'abord demandé des capsules de veau; mais malgré l'obligeance de M. Duffaut, vétérinaire-inspecteur de l'abattoir, comme la recherche et l'ablation de ces glandes auraient déparé les pièces de boucherie, on ne crut pas possible de nous les fournir et on nous proposa celles du cheval. Plus tard, une des premières maisons de boucherie de Toulouse, la maison Lagèze, a bien voulu mettre gracieusement à notre disposition chaque jour la glande surrénale de bœuf.

12 mars. — La constipation, rebelle le plus souvent à la médication ordinaire, semble vouloir céder. Une évacuation alvine se produit sans avoir été provoquée. D..., auparavant très préoccupé de la difficulté et de la rareté des garde-robes, voit dans ce changement un symptôme d'heureux augure.

Depuis le 6 mars cependant, le dynamomètre loin d'accuser de nouveaux progrès révèle que l'augmentation de l'énergie musculaire enregistrée du 27 février au 6 mars est en train de décliner. La moyenne des chiffres obtenus chaque jour du 6 au 11 (malgré la continuation régulière de la médication surrénale) se rapproche beaucoup de celle obtenue pendant le premier septenaire du séjour dans nos salles avant l'emploi de l'opothérapie. Elle est, en effet, pour la *main droite* : 23,8, 24,1, 23,8; pour la *main gauche* : 25,7, 23,7, 23,8. Mais aujourd'hui, (peut-être sous l'influence de la satisfaction du malade et de son espoir de voir sa maladie prendre une tournure favorable) les chiffres remontent de nouveau : *à droite* : 30, 29,5, 30; *à gauche* : 32, 31, 31. Un second tracé ergographique est pris avec poids tenseur de 1 kilogramme. Quoique bien meilleur que le premier, celui-ci n'est pas encore régulier, D... ayant presque à chaque temps de la manœuvre laissé passer un instant appréciable sans exercer la traction ou sans laisser retomber le poids tenseur, ainsi qu'il est aisé de le voir sur le tracé.

Comme lors de l'essai précédent, D... est resté levé pendant un quart d'heure.

Une demi-heure environ après être revenu à son lit, il se plaint de douleurs dans la colonne vertébrale et la région lombaire. Temp. matin, 36°7; pouls, 81; temp. soir, 37°8.

13 mars. — Les douleurs ont persisté pendant la nuit et empêché le sommeil. Elles ont disparu au moment de la visite, mais le malade est accablé. Dynamomètre, 25 à droite, 27 à gauche. Temp. 37°2; pouls, 92. — Même traitement.

Le soir, accès de fièvre. La température s'élève à 39°4.

14 mars. — Sueurs profuses. Abattement. Temp. matin, 35°6; pouls, 80; temp. soir, 37°8. Suppression du bouillon de capsules.

15 mars. — La nuit n'a pas été très bonne. Pas de fièvre, pas de sueurs, mais l'abattement persiste. Temp. matin, 36°6; pouls, 72; temp. soir, 37°4.

La médication surrénale est reprise du 15 au 20 mars, à la dose de 1 gramme par jour, mais elle ne parvient plus à relever les forces qui déclinent visiblement. L'état redevient ce qu'il était au moment de l'entrée. La toux se montre, contribue à augmenter la fatigue générale.

19 mars. — Les signes physiques constatés au sommet du poumon gauche sont un peu plus accentués. Les vibrations thoraciques sont diminuées. Submatité. Perte d'élasticité. Frottements, râles à la fin de l'inspiration.

La température reste encore peu élevée, entre 35°2 et 38°2, mais la courbe indique une tendance ascensionnelle.

Les *urines* ont été analysées depuis le 4 mars. Légèrement diminuées de quantité elles ne contiennent ni albumine ni sucre. L'exé-
tion urique, ordinairement très amoindrie — ce qui s'explique
par l'alimentation très restreinte du malade — restée d'abord voisine
de 10 grammes par jour, s'est élevée les 14-15 mars au chiffre de
18 grammes. L'élimination de l'acide phosphorique a subi des varia-
tions plus considérables. Après avoir atteint 2 gr. 50 et 2 gr. 80 les
14-15 mars, c'est-à-dire les deux jours qui ont suivi l'accès de fièvre,
elle a oscillé ensuite entre 1 gr. et 1 gr. 40, chiffre indiquant encore
une élimination des phosphates proportionnellement trop élevée par
rapport à celle de l'urée.

À plusieurs reprises, les urines ont contenu de l'urobiline en notable quantité.

20 mars. — La température atteint 38°8 le matin et 38°4 le soir.
Pouls, 96. La dose de capsules est réduite à 0 gr. 50, le 20 et le
21 mars. Elle paraît ne plus exercer d'action sur l'asthénie générale
qui augmente.

22 mars. — L'ingestion du bouillon de capsules est supprimée.
On ne conserve comme médication que les analeptiques généraux
déjà donnés. Température 37°1 le matin, 38°2 le soir; mais le pouls
devient plus fréquent; il est à 100 ce matin, très instable, comme
nous l'avions signalé au début; il s'élève à 130 quand le malade
s'assied sur le lit.

23 mars. — Adynamie et prostration croissantes. Le thermomètre
indique 37°3 dans l'aisselle. Mais D..., s'affaiblit de plus en plus,
Il éprouve une sensation de froid général et se réchauffe péniblement.
Pouls intermittent à 112.

24 mars. — La faiblesse est devenue plus grande encore. Pouls
petit, à peine sensible. Les extrémités se refroidissent. Mort à une
heure.

Nécropsie, le 25 mars. — À l'ouverture de l'abdomen, on trouve *les
intestins* accolés les uns aux autres intimement par le péritoine
épaissi et formant une seule masse rétractée vers la colonne vertébrale ; il existe, d'ailleurs, des adhérences péritonéales qui recouvrent
plus ou moins tous les organes abdominaux et les soudent pour ainsi
dire les uns aux autres.

Foie, 1 kil. 500 ; la surface de section ne présente aucunes particularités spéciales.

Rate très augmentée de volume, revêtue d'une capsule épaissie
(périsplénite). Poids, 425 grammes. À la coupe, rien de particulier.

Reins un peu gros ; poids, 180 grammes. La section longitudi-
nale du rein gauche n'offre à l'œil nu rien à signaler. Celle du rein
droit laisse voir au sommet une granulation tuberculeuse caractérisée.

Les capsules surrénales sont très difficiles à isoler et à enlever en
raison des adhérences intimes qui les unissent aux tissus et organes
voisins. La capsule droite surtout, très adhérente au sommet du rein

et à la paroi abdominale postérieure, fait corps avec le tissu cellulaire épaissi qui englobe à cette hauteur les organes latéro-rachidiens. Leur tissu est ferme, épaissi ; pour les enlever, on est obligé d'amener un lambeau des parties avoisinantes.

Le volume comme le poids des deux surrénales est considérablement augmenté. De coloration jaunâtre, elles affectent la forme d'une pyramide triangulaire à base inférieure et aplatie d'avant en arrière. Chacune d'elles pèse 50 grammes (c'est-à-dire environ dix fois plus qu'à l'état normal).

La coupe permet de voir des tubercules et des masses caséeuses à différents stades de leur évolution. Les uns sont encore compactes, les autres déjà ramollis. A la partie inférieure, des tubercules conglomérés forment une masse de la dimension d'une noisette, entourée d'une coque dure épaissie et remplie de matière caséeuse[1].

La capsule gauche présente des lésions de même nature que la droite, mais moins accentuées.

La recherche du sympathique abdominal et des ganglions sémilunaires, perdus dans la gangue conjonctive épaisse qui recouvre tous les organes, a été très laborieuse et n'a permis d'obtenir que quelques fragments dont l'examen dans ces conditions est resté sans valeur.

Organes thoraciques. — Adhérences pleurales des deux poumons dans presque toute l'étendue, plus marquées à gauche. Sur le feuillet costal de la plèvre droite se voient des taches noires qui, macroscopiquement, ressemblent beaucoup aux taches pigmentaires des muqueuses.

A la coupe, pas d'anthracose pulmonaire, pas de tubercules dans le poumon droit; quelques tubercules disséminés et peu abondants au sommet seulement du poumon gauche; le parenchyme dans cette région est un peu induré.

Adhérence intime de la plèvre au péricarde dont le feuillet pariétal est épaissi.

Cœur. — Aucunes lésions des orifices auriculo-ventriculaires ou artériels. Pas d'altérations de l'aorte.

Colonne vertébrale. — Les corps des 8e, 9e et 10e vertèbres dorsales ont subi en partie une sorte de fonte caséeuse. Ils ne sont pas affaissés. Malgré cette lésion, silencieuse pendant la vie, la colonne vertébrale conserve sa direction normale. Au niveau de la cavité ainsi creusée se trouve un abcès froid contenant environ deux cuillerées de pus caséeux, épais; les caractères extérieurs décèlent la nature tuberculeuse de la lésion osseuse.

La peau présente une coloration noire dont la distribution topographique a été donnée plus haut dans la relation clinique.

1. Les deux capsules surrénales et une planche dessinée par M. le Dr Lagriffe, montrant l'aspect macroscopique de la capsule droite au moment de l'autopsie, ont été produites à l'appui de cette communication.

L'examen histologique des capsules surrénales, de la peau, des plaques noires tégumentaires et pleurales a été obligeamment fait par M. le Dr Dalous, chef de clinique des maladies cutanées.

Les lésions capsulaires présentaient les caractères histologiques du tubercule, mais on n'a pas trouvé de bacille de Koch.

Les plaques noires de la plèvre droite, étaient constituées simplement par de l'anthracose : elles ne relevaient point par suite de la mélanodermie, ni d'une coloration par un pigment sanguin ou dérivé. La peau (peau de la verge), présentait une exagération de la pigmentation normale. Quant au pigment pathologique, très abondant dans l'épiderme, il occupait particulièrement les cellules cylindriques de la couche génératrice et les diverses couches du corps muqueux de Malpighi. Dans le derme, il était peu abondant et presque toujours localisé en gros blocs, autour des nombreux vaisseaux sillonnant les coupes.

En résumé, l'histoire de notre malade présente un exemple de l'évolution habituelle de la maladie d'Addison mais très lente. Quelques particularités cliniques la spécialisent. Nous les signalerons sans insister, car ce n'est point sur les phénomènes pathologiques bien connus du syndrome addisonien, survenant à la suite de la tuberculose des capsules surrénales, que nous avons voulu appeler votre attention.

Les particularités cliniques ou anatomiques méritant d'être relevées dans l'observation qui précède, sont :

1° L'évolution absolument silencieuse d'un mal de Pott dorsal sans douleur dorsale et, sauf une exception survenue le 12 mars, sans douleurs lombaires, alors que les douleurs lombaires irradiées dans la région rachidienne sont fréquentes au cours de la maladie bronzée ;

2° La *constipation* opiniâtre, rebelle, constante, alors que d'ordinaire la diarrhée est la règle chez les addisoniens. La constipation, cependant, peut s'observer chez ces malades ; il serait intéressant de rechercher si dans ces cas on a trouvé, à la nécropsie, plus spécialement la forme de péritonite sclérosante et la rétraction de l'intestin que nous avons constatée dans le cas précédent ;

3° L'état du pouls et ses modifications ;

4° La disposition tachetée de la paume de la main ;

5° La tuberculisation des capsules consécutive très probablement à un mal de Pott tuberculeux, survenant longtemps après une arthrite (vraisemblablement bacillaire) ayant nécessité l'amputation et une pleurésie sèche chez un sujet dont les poumons restent à peu près indemnes ;

6° L'existence de plaques noires sous la plèvre costale droite semblables aux plaques mélanodermiques et constituées simplement par de l'anthracose, alors que le poumon ne présentait pas de façon apparente des taches de même aspect et de même origine :

7° Enfin, l'absence de pigment dans le sang, l'anémie globulaire profonde du sujet — ce qui justifie l'opinion d'Hayem — et la formule leucocytaire fournie par la seule numération que nous ayons faite.

C'est sur l'emploi de l'opothérapie surrénale et sur ses effets que nous désirons retenir surtout votre attention. Cette médication est discutée. Elle a pu devenir parfois dangereuse, comme le prouvent les faits d'Augagneur, Jaboulay, Barth, Schilling. Si elle n'est pas maniée avec prudence, elle présente facilement des inconvénients en raison de l'intensité d'action du suc surrénal et en raison aussi de la diminution de la résistance vitale des sujets justiciables de cette médication. On ne sera pas surpris cependant si, d'accord avec les travaux antérieurs publiés par l'un de nous sur l'opothérapie [1], nous nous rangeons parmi ceux qui croient :

1° L'opothérapie surrénale indiquée chez les addisoniens ;
2° une très grande circonspection nécessaire dans son emploi.

La situation était désespérée chez notre malade au moment de son entrée dans notre clinique. L'ingestion d'infusion de capsules surrénales a relevé les forces effondrées, rappelé pour un temps l'appétit, l'espoir, augmenté l'énergie musculaire, bref a soutenu, excité pendant quelques jours la vitalité défaillante, et cela, croyons-nous, sans avoir fait courir d'inconvénients sérieux au patient.

On pourrait se demander si la douleur lombaire éprouvée par le malade le jour où il s'est levé et a exécuté le travail musculaire nécessaire pour enregistrer le tracé de sa fatigue n'est pas imputable à l'effort déployé en cette circonstance. Il est possible que cette cause y soit pour quelque chose ; il est possible aussi que ce ne soit qu'une pure coïncidence. On sait que les addisoniens ressentent spontanément de très vives douleurs lombaires. Or, le nôtre ne les a ressenties que ce jour-là et elles n'ont duré qu'un jour. Les lésions constatées à l'autopsie laissent comprendre que, spontanément, elles pouvaient se

1. Mossé, Congrès de l'A. F. A. S., Besançon 1893 ; *Midi médical* 1894 ; Congrès de médecine de Bordeaux, 1895 ; Congrès de Montpellier, 1898 ; Archives de physiologie, 1899.

montrer tout aussi vives et plus fréquentes. L'effet de la médication sur le pouls et la circulation a été remarquable. La systole cardiaque a pris plus de vigueur. La tension artérielle a paru se relever. Le pouls est devenu plus ample, plus fort, moins rapide, plus stable. Malheureusement, ces effets salutaires ne se sont pas maintenus au delà de quelques jours.

Le résultat a justifié notre tentative thérapeutique. Toute temporaire qu'elle a été l'amélioration obtenue laisse penser que si l'opothérapie avait pu être appliquée avant que les lésions organiques fussent arrivées à leur dernier terme, le bénéfice aurait peut-être été plus grand, surtout plus prolongé. Notre observation peut donc prendre place à côté de celles qui encouragent à chercher l'amélioration du syndrome addisonien au moyen de l'organothérapie surrénale prudemment conduite.

Les doses doivent être faibles, les effets surveillés de près et très attentivement — nous insistons sur ce point — au moins autant que ceux de la médication thyroïdienne. Notre sujet a eu une infusion de 0^{gr}50 de capsule, le premier jour, de 1 gramme les jours suivants. Cette quantité n'a pas été dépassée. Nous avons, après quelques jours, diminué ou interrompu la médication pendant vingt-quatre heures. C'est là un procédé classique et dont l'utilité s'impose dans la pratique de l'opothérapie.

Notre intention avait été de donner la glande crue, nature, en cachets ou dans le bouillon. Le malade l'ayant refusée, *nous avons eu recours à l'infusion aqueuse* ajoutée au potage, ce qui est, en somme, une légère modification du mode d'ingestion de la glande thyroïde employé pour la première fois contre le myxœdème par Howitz en 1892.

La facilité d'administration, peut-être l'atténuation de l'activité toxique de la glande par ce procédé, la grande susceptibilité de l'estomac et de l'intestin dans la maladie d'Addison nous engagent à recommander son emploi chez les addisoniens, surtout chez ceux qui refuseront la glande en nature. Nous avons obtenu un résultat satisfaisant et nous n'avons pas constaté une seule fois ces malaises gastriques fréquemment éprouvés après ingestion de capsules surrénales soit par les malades soit par les expérimentateurs à l'état de santé, comme Dupaigne[1].

La grande solubilité de l'*adrénaline*[2] dans l'eau bouillante,

1. Dupaigne, Thèse de Paris, 1898. Bon travail, utile à consulter.
2. Cf. Tauvez, Th. Bordeaux, 1902. — Lesnoyez, *Un grand médicament de l'avenir. L'Adrénaline.* (*Presse médicale*, 7 mai 1902, p. 705.) — Au moment où nous corrigeons les épreuves de cette communication, on nous

l'énergie d'action de cette substance, même à doses minimes, peuvent servir à faire comprendre comment l'infusion d'une petite quantité de glande surrénale a pu produire les effets physiologiques et thérapeutiques qu'il nous a été donné d'observer chez notre malade.

Quoi qu'il en soit de cette explication, l'infusion du parenchyme surrénal nous paraît un mode d'administration des capsules adrénales, très recommandable dans la pratique et susceptible de faciliter dans certains cas l'application de l'opothérapie surrénale.

Ce sont les circonstances qui nous ont amené à employer les capsules surrénales du cheval et du bœuf. Notre intention première était de faire usage de celle du veau. Nous ne saurions dire si elles sont préférables les unes aux autres, ou si celles du mouton employées par Béclère l'emportent sur les premières. Nous noterons simplement l'intensité et la rapidité d'action des capsules du cheval, énergie d'action qui nous a mis un peu en défiance à leur égard. En serait-il de même chez d'autres malades? Dans tous les cas, il n'est pas inutile de relever ici les faits que nous avons constatés.

Notre intention ne saurait être, dans cette communication déjà un peu longue et que vous avez bien voulu écouter avec bienveillance, d'aborder la question encore discutée, mal connue, de la genèse de l'amélioration provoquée par l'opothérapie surrénale. Toutefois, le mode d'administration que nous avons employé, la rapidité des effets enregistrés dès le premier jour, l'étendue et la gravité des lésions surrénales constatées à l'autopsie de notre malade nous laisseraient cette impression que si le processus pathogénique exposé par notre savant ami Béclère[1]

remet la thèse que M. Dollard va soutenir à la Faculté de Toulouse : *L'Adrénaline, ses applications thérapeutiques.* Nous signalons ce travail intéressant inspiré par M. le D' Escat. — Ces travaux sont cités ici, quoique postérieurs à notre communication, en raison de la grande importance de l'adrénaline au point de vue des applications thérapeutiques et aussi parce que cette substance semble devoir restreindre beaucoup l'usage de la glande en nature et de ses extraits.

1. Béclère (*Bull. Société méd. Hôpitaux.* Paris, 25 fév. 1898) et son élève Rous (Th. Paris, 1898) pensent que l'hypothèse la plus vraisemblable pour expliquer l'action de l'opothérapie rénale chez les addisoniens, serait que cette médication favorise l'hypertrophie compensatrice des portions demeurées saines du parenchyme surrénal. « Cette hypothèse, capable d'expliquer la lenteur et la longue durée de son action bienfaisante, est en accord, dit M. Béclère, avec les recherches expérimentales, particulièrement avec celles de M. Caussade, montrant que les injections d'extrait surrénal

semble bien rendre compte de l'amélioration dans un certain nombre de cas, la genèse des heureux effets de l'opothérapie surrénale doit relever aussi pour une part, selon la théorie séquardienne, de l'action antitoxique des produits élaborés par les capsules et introduits dans l'économie en même temps que le suc ou l'infusion de ces glandes.

chez des animaux sains fréquemment répétées amènent à la longue une hypertrophie notable des capsules surrénales de ces animaux. »

Toulouse, Imp. BONLABOURE-PRIVAT, rue N.-Dame, 32. — 1899

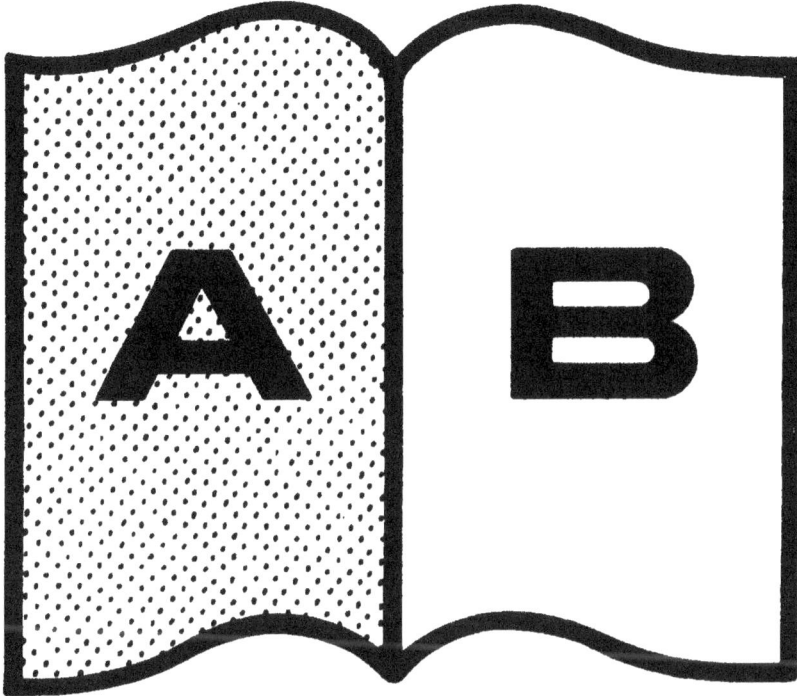

Contraste insuffisant

NF Z 43-120-14